AF460802

RÉPLIQUE

AUX

OBSERVATIONS

DE M. PARISET,

SECRÉTAIRE PERPÉTUEL DE L'ACADÉMIE ROYALE DE MÉDECINE,

SUR

SON EXPÉRIENCE DE DÉSINFECTION
FAITE A TRIPOLI EN SYRIE;

PAR J. BURDIN,

MEMBRE HONORAIRE.

A PARIS,

DE L'IMPRIMERIE DE CRAPELET,

RUE DE VAUGIRARD, N° 9.

1830.

RÉPLIQUE

A M. LE DOCTEUR PARISET.

(*Extrait du Journal général de Médecine*, Juin 1830.)

T

RÉPLIQUE

AUX

OBSERVATIONS

DE M. LE DR PARISET,

SUR SON EXPÉRIENCE DE DÉSINFECTION FAITE A TRIPOLI EN SYRIE.

PAR J. BURDIN, MEMBRE HONORAIRE.

Imprimé par décision de la Société. (Séance du 7 mai 1830).

M. Pariset et ses collègues font à Tripoli en Syrie une expérience de désinfection dont les détails sont rapportés dans presque tous les journaux. Ils racontent qu'ils ont fait acheter six vêtements d'hommes morts de la peste ; qu'ils les ont lavés, après les avoir laissés tremper pendant seize heures dans la solution de chlorure de soude, et qu'ils s'en sont revêtus ensuite sans contracter la maladie ; d'où ils concluent que ces vêtements recélaient le virus de la peste avant le lavage, et que le chlorure l'a décomposé.

Je fais observer par la voie des journaux [1] que cette expérience n'est point concluante ; qu'il faut prouver d'abord que les vêtemens communiquent la maladie, et ne pas le *supposer*. M. Pariset a connaissance de mes réflexions critiques en Égypte, et au lieu de compléter son travail, il cherche à le justifier par des raisonnemens [2], comme si des raisonnements pouvaient jamais remplacer l'expérience. Son premier moyen de persua-

---

[1] *Voy.* le *Constitutionnel* du 12 octobre 1829.

[2] *Voy.* la *Revue médicale* de janvier 1830.

sion consiste à accumuler tout ce que les Orientaux racontent de plus merveilleux et de plus tragique sur la contagion de la peste; ainsi un homme enfermé pour se préserver de la peste reçoit une lettre, il l'ouvre; le soir il tombe malade et il meurt. Un négociant, également séquestré, prend des papiers de la main d'un Turc, il a la peste, il meurt, avec toute sa famille, composée de onze personnes. Les vêtements d'un pestiféré sont portés successivement par vingt-cinq personnes, vingt-cinq morts. La cravate d'un pestiféré passe successivement au cou de six hommes, et ces six hommes meurent de la peste. Sept enfants jouent sur les vêtements d'un pestiféré, ces sept enfants meurent, etc. Il y a bien là de quoi faire trembler les plus intrépides et satisfaire les amis du merveilleux. Cependant l'on sait que M. Pariset nous avait fait un tableau tout aussi effrayant de la fièvre jaune en Espagne, et que parmi ceux qu'il avait enterrés à Barcelone, à Tortose, à Séville et à Cadix, un grand nombre se portaient bien; plusieurs même n'avaient jamais été atteints de cette maladie [1]; mais M. Pariset ne sera pas pris en défaut pour l'Égypte, car il ne cite personne.

---

[1] M. Pariset a publié (p. 23 de ses *Observations sur la Fièvre jaune*) qu'en 1819, Séville eut jusqu'à onze mille malades de l'épidémie, et que les morts s'élevaient à quinze cents à peu près; et M. le docteur Chervin lui prouve par un rapport officiel (p. 17 de son *Examen critique*) que le nombre des malades ne fut que de trois cent quarante-six, et celui des morts de deux cent dix-sept. A Barcelone, M. Pariset porte le nombre des morts à vingt-deux mille et plus, tandis que, d'après le rapport officiel que lui oppose M. Chervin (*loc. cit.*), il n'a pas été au-delà de neuf mille sept cent trente. A Tortose, cinq mille morts, selon M. Pariset, et cependant leur nombre ne s'élevait qu'à deux mille trois cent cinquante-six, d'après les pièces officielles; même exagération au sujet de la fièvre jaune de Cadix, en 1821, comme le prouve également M. Chervin (p. 123 de son *Examen critique*). M. Pariset était si

Pour ajouter encore à tous ces désastres, je dirai qu'en temps de peste, au fort de l'épidémie, des milliers de personnes sont frappées de la maladie sans avoir rien touché; ce qui est bien plus extraordinaire encore. C'est en effet ce qu'avait déjà observé Guy de Chauliac, dont M. Pariset cite le nom en tête d'une litanie de médecins. Cet auteur dit, au sujet de la peste de Marseille, « que la maladie était de telle contagion, qu'on la ga« gnait même en *regardant* un malade. » Plus tard, quelques médecins ont cru pouvoir déterminer jusqu'à quelle distance on pouvait en approcher sans danger : ainsi le toucher d'un pestiféré n'est donc pas nécessaire pour contracter la maladie, et celui de ses effets est probablement innocent; c'est du moins ce que les contrebandiers et les Juifs, en temps de peste, ne cessent de démontrer par l'activité de leur industrie et toutes les ruses de leur commerce.

Au lieu de toutes ces histoires plus ou moins invraisemblables, de tous ces *contes de vieilles* [1], comme il suppose que je puis les nommer, M. Pariset aurait dû commencer par faire l'expérience rigoureuse qui est réclamée par les savants médecins de tous les pays; mais

---

persuadé qu'on ne pouvait approcher des malades sans un danger éminent, qu'il fait mourir à Barcelone, dans son *Rapport*, trois médecins (MM. Raymond Duran, Joachin Barcelo et Ramont Teuler), lesquels ont assuré, trois ans après, à M. Chervin, qu'ils n'avaient jamais eu la fièvre jaune. (*Voyez* le rapport à S. E. le Ministre de l'intérieur, p. 51.)

[1] M. Madden écrivait d'Alexandrie, en 1825, que les dames, dans leur réunion, traitaient des lois de la contagion; un chat, disaient-elles, pouvait communiquer la maladie, mais un chien était moins dangereux; l'âne était un animal éminemment pestilentiel, mais on n'avait rien à craindre du cheval; le pain tendre était plus suspect que la viande de boucherie, etc. (Voyez *Lancette française*, 17 avril 1830.)

il croit lever bien des difficultés en disant que la peste pourrait bien être épidémique ou contagieuse selon les localités, et donne pour exemple le *chap-chap*, qui est, dit-il, endémique au Sennar et contagieux en Égypte. Je ne connais pas le *chap-chap*, et il me semble que M. Pariset aurait pu citer un exemple plus familier aux médecins français. Que ne choisissait-il la petite-vérole, « que les Arabes fuient avec le même soin que la peste » ? La variole, en effet, est une maladie souvent épidémique et en même temps contagieuse ; mais là tout est connu : on sait où se sécrète le virus, on le recueille, on le conserve, on le transporte, on l'inocule, et l'on sait qu'à l'époque de la suppuration et de la desquamation l'air peut se charger ou du virus en vapeur, ou des pellicules sur lesquelles il s'est desséché, et devenir ainsi la source d'une épidémie meurtrière au milieu de circonstances favorables. Mais sur le prétendu virus de la peste rien n'est connu ; on ne sait s'il s'exhale de la peau ou des membranes muqueuses, s'il est constamment à l'état gazeux, ou s'il peut prendre la forme liquide et solide : on ne peut donc se servir de cet être invisible pour expliquer la propagation de la peste. Ainsi la maladie du docteur Mac Lean à Constantinople ne prouve pas plus en faveur de la contagion de la peste que celle de l'infortuné Mazet à Barcelone ne prouve en faveur de celle de la fièvre jaune, puisque l'un et l'autre sont tombés malades au centre d'une épidémie et au milieu d'un foyer d'infection. Il y a un tel inconvénient à confondre l'action épidémique avec celle de la contagion, que si les expériences de M. Pariset et de ses collègues à Tripoli avaient eu un autre résultat, si quelques uns d'entre eux étaient tombés malades, on n'aurait pas pu en conclure que les vêtements n'avaient pas été désinfectés par les lavages de l'eau et du chlorure; mais on aurait dit : ils ont été au centre d'une épidémie, ils ont pu gagner la maladie. Ne sait-on pas qu'il est toujours possible de trouver une habitation isolée où des expériences peuvent être faites sans compromettre la santé publique, en prenant les précautions dont M. Pariset a cru devoir user pour faire les siennes au centre d'une épidémie?

Mais M. Pariset avait depuis long-temps des idées arrêtées sur la peste; il avait eu soin, bien avant son départ, d'entretenir le public, dans les journaux, du motif de son voyage. Il comptait introduire en Égypte le chlorure comme un désinfecteur universel, et voulait rechercher sur les lieux ce qui serait propre à étayer son opinion particulière sur la peste, qui est que cette maladie s'est développée dans ce pays, et qu'elle y reste stationnaire parce qu'on y enterre les corps, au lieu de les embaumer comme autrefois. M. Pariset croit donc que l'usage d'enterrer les corps peut, dans quelques circonstances, donner lieu au développement de la peste; mais s'il eût fait quelques recherches sur les inconvénients qu'a pu entraîner l'accumulation des cadavres dans la terre, il se serait rappelé l'histoire du cimetière des Innocents situé au centre de Paris, histoire fort curieuse, que je vais retracer ici en peu de mots.

Une partie du terrain qui forme aujourd'hui le marché des Innocents a servi de cimetière, pendant plusieurs siècles, à plus de vingt paroisses de Paris : on a enfoui dans ce petit espace des générations entières. Tous ces corps ont saturé la terre, de telle sorte que les morts ont fini par être enterrés dans des masses de cadavres. Ainsi préservés de toute humidité, ces corps, réagissant sur eux-mêmes, se changeaient en adipocire sans perdre leur forme, et restaient reconnaissables après des siècles. Cette nouvelle espèce de momification n'était connue alors que des fossoyeurs, qui la désignaient en disant que les corps s'étaient *changés en gras*. M. Pariset peut se rappeler comme moi que le gouvernement d'alors (1786) osa faire enlever tous les ossements, tous les débris d'adipocire, et près de vingt mille cadavres avec leur cercueil, sans que le voisinage de la halle en fût incommodé, pendant trois ans que dura cette opération.

Certes, on a fait une chose sage en plaçant les sépultures hors des grandes villes, mais qui oserait dire, après l'exemple du cimetière des Innocents et ses exhumations [1], que l'entassement des cadavres dans la terre peut donner lieu au développement de la peste? D'ailleurs, n'a-t-on pas encore l'exemple des grandes batailles, après lesquelles des milliers de corps restent sur le terrain plus ou moins long-temps? Ces cadavres ont été enterrés souvent avec peu de précaution, même dans les pays chauds, sans que leur décomposition, qui n'est pas sans inconvénient, ait donné lieu au développement de la peste.

Revenons à l'expérience incomplète de la désinfection des habits de pestiférés au moyen de la solution de chlorure de soude. M. Pariset dit qu'il n'a pas osé faire la contre-épreuve à cause du danger auquel elle aurait pu l'exposer, ainsi que ses collégues. Mais en faisant son expérience, M. Pariset a cru courir le danger de gagner la maladie, et même d'en périr, puisqu'il s'est dit : « *Peut-être pas un de nous ne vivra demain* ». Hé bien ! avec la contre-épreuve le danger ne pouvait pas être beaucoup plus grand, et l'expérience était décisive.

---

[1] *Voyez* le Rapport de M. Thouret à la Société royale de Médecine, en 1789.

Que penserait-on d'un général envoyé avec un corps de troupes pour une expédition périlleuse, qui viendrait dire qu'il a bien franchi la brèche, mais qu'il n'est pas monté à l'assaut parce que le danger était trop grand? M. Pariset est dans le même cas. Il faut avoir le courage de bien faire ce qu'on entreprend; et puisque, avant son départ de Paris, M. Pariset a pu choisir ses collègues, il a eu tort de ne pas emmener avec lui les jeunes médecins qui s'étaient offerts pour monter à l'assaut, et qui n'avaient pas peur de se couvrir des habits de pestiférés pour obtenir la solution d'une importante question scientifique.

Quant à la philanthropie particulière de M. Pariset, qui l'a empêché de profiter des offres du pacha, et de faire ses expériences sur des hommes condamnés à mort, elle me paraît fort singulière. Quoi! M. Pariset engage ses cinq collègues, parmi lesquels il a parent et amis, à faire une expérience qu'il croit assez dangereuse pour lui faire craindre que peut être pas un d'eux ne vive le lendemain, et il n'ose accepter l'offre volontaire qu'auraient pu lui faire quelques Arabes condamnés à mort, dans l'espoir d'être graciés! Quel danger auraient donc couru ces Arabes? De quoi s'agissait-il? de se revêtir d'habits que tout le monde porte dans le pays sans les désinfecter, des habits qu'on a été obligé d'acheter; enfin, de courir le risque de gagner une maladie endémique qui ne tue pas tous ceux qu'elle atteint.

M. Pariset préférerait que l'on employât des chiens, « genre d'expérience qui toutefois peut blesser la mo« rale. » La morale de M. Pariset est vraiment très chatouilleuse; mais son amour pour les chiens ne s'étend probablement pas aux autres bêtes; et s'il rencontrait nez à nez le Lion d'Afrique, celui-ci pourrait bien lui dire comme au Marseillois :

Toi-même as fait passer sous tes chétives dents
D'imbécilles dindons, des moutons innocents,
Qui n'étaient pas formés pour être ta pâture.

Mais M. Pariset ne se trompe-t-il pas encore en disant que les chiens sont aptes à contracter la peste? M. le baron Desgenettes, dans son *Histoire médicale de l'armée d'Orient* (p. 105), dit : « Des bandes de chiens « affamés, comme ceux qui durent dévorer Jézabel, rô- « daient continuellement autour de nos ambulances ; on « les vit se jeter avec avidité sur des cataplasmes qui « avaient recouvert des bubons, manger des chairs « charbonnées, se repaître de cadavres de pestiférés, « sans qu'ils aient contracté de maladie : au moins en « voyait-on rarement de morts aux environs de nos éta- « blissements. »

On ne peut plus croire aujourd'hui à l'existence d'un virus dont on ne connaît point l'origine, que personne n'a pu saisir, qui n'a été soumis à aucune expérience directe; d'un virus qui s'endort pendant plusieurs mois de l'année pour renouveler ses ravages aux mêmes époques dans certaines localités; d'un virus qui disparaît souvent tout-à-fait après les épidémies les plus désastreuses, comme celles de Marseille, Moscou, etc., quoique des milliers d'objets aient été infectés par le contact des morts et des malades, et qu'on n'ait pu prendre aucune précaution efficace pour le détruire.

Si dans mes très courtes observations à M. Pariset, j'ai cité les docteurs Assalini et Mac Lean comme des médecins qui ont été voir la peste en Orient, et qui ne croient pas à sa contagion, ce n'est pas pour avoir deux autorités de plus, qui ne sont rien, mais c'est que l'un a produit un très bon ouvrage, et que l'autre paraît avoir fixé l'attention sur cet objet en Angleterre. M. Pariset a tort de dire « *que M. Assalini n'est qu'un contra-* « *dicteur, et M. Mac Lean quelque chose de plus.* » Pourquoi le docteur Assalini lui paraît-il un contradicteur? Est-ce parce qu'il ne croit pas aussi facilement aux contes populaires? En effet, dans son livre se trouve ce passage : « On dit communément qu'en décachetant une « lettre, ou en ouvrant une balle de coton contenant le « germe de la peste, il y a eu des hommes renversés et « tués par la vapeur pestilentielle : je n'ai jamais pu ren- « contrer un témoin oculaire de ce fait, malgré les re- « cherches que j'ai faites dans les lazarets de Marseille, « de Toulon, de Gênes, de la Spezia, de Livourne et de « Malte; et dans le Levant, tous s'accordent à répéter « qu'ils l'ont entendu dire, mais qu'ils ne l'ont pas vu. »[1] Cependant si M. Pariset avait lu l'ouvrage de M. Assalini, il aurait probablement été de l'avis de Thouret et de Hallé, qui terminent leur rapport fait à la Société de l'École de Médecine (le 14 ventose an IX) en disant : « L'ouvrage de M. Assalini nous paraît important dans « son objet, précieux par la réunion des faits qu'il nous « offre, utile par la manière dont il les compare, judi- « cieux dans celle dont il les discute; et, sans rien pré- « juger sur les conséquences, nous croyons qu'il pourra « concourir à répandre des lumières sur la matière plus « que jamais intéressante qu'il s'est proposé de sou- « mettre aux méditations des observateurs et à l'atten- « tion des gouvernements. »

Pour ce qui concerne M. Mac Lean, je dirai à M. Pariset qu'il doit avoir connaissance du rapport imprimé fait au conseil supérieur de santé par M. le baron Hely-d'Oissel, son collégue, et de la lettre de M. Séguier, consul général de France en Angleterre, qui s'y trouve rap-

[1] Observations sur cette maladie appelée *peste*, page 63.

portée; il est dit dans cette lettre que l'opinion du docteur Mac Lean, « *qui prétend que la peste n'est pas conta-* « *gieuse*, *prévaut en Angleterre*, et que le fait local sur « lequel il s'appuie, c'est qu'on n'a, de mémoire d'homme, « aucune connaissance en Angleterre qu'aucun des puri- « ficateurs employés dans les lazarets flottants en ait ja- « mais été atteint. »

A ce sujet, M. Assalini dit aussi dans son ouvrage [1] : « Parmi les personnes que j'ai interrogées sur ce point, « je nommerai M. Martin, capitaine du lazaret de Mar- « seille; ce brave et respectable homme m'a dit que, « pendant ces trente ans, il avait vu ouvrir et éventrer « des millions de balles de coton, de laine, de fourrures, « plumes et autres effets venant de plusieurs endroits où « la peste existait, sans que jamais il ait vu aucun acci- « dent de cette nature. »

Si l'opinion de M. Mac Lean *prévaut en Angleterre*, n'est-il pas probable que c'est cette disposition des esprits qui avait porté le conseil privé du Roi à décider (en 1824) que les bâtiments venant de la Méditerranée avec patente nette ne seraient plus sujets à faire quarantaine, et qui a engagé le gouvernement des Pays-Bas à imiter cet exemple? Il est vrai que, par l'influence de notre gouvernement, cette ordonnance a été révoquée en Angleterre et en Hollande, mais l'on sait bien que ce n'est pas d'après les bonnes raisons fournies, mais sur la menace formelle de ne plus admettre dans nos ports de l'Océan les bâtiments venant d'Angleterre ou des Pays-Bas, qu'après qu'ils auraient été se faire purifier au lazaret de Marseille.

C'est parce que l'opinion de la non-contagion *prévaut* en Angleterre comme en France, que, dans l'un et l'au-

---

[1] *Loc. citato.*

tre pays, on désire voir s'exécuter, sous l'autorisation des gouvernements, une série d'expériences propres à lever toute incertitude à cet égard.

Le docteur Southwood Smith, médecin de l'hôpital des fiévreux à Londres, n'a pas les mêmes scrupules que M. Pariset, car il vient de publier un ouvrage très remarquable dans lequel il exprime hautement le vœu que le gouvernement anglais fasse grâce aux condamnés à mort qui se soumettraient volontairement pour être le sujet d'expériences propres à résoudre la question de la contagion. « Le risque pour eux, dit-il, serait léger, « et le mal pour la société nul; tandis que les dangers, « les souffrances, les maladies, la mortalité que l'on « préviendrait, pour ne rien dire des dépenses que l'on « épargnerait par la décision de la question, seraient incal- « culables. Il est vivement à désirer que ceux qui ont en « leur pouvoir les moyens de résoudre cette question « ne souffrent point qu'elle reste plus long-temps indé- « cise; la science, le commerce et l'humanité demandent « également que la vérité soit connue. »[1]

Mais pourquoi donc défendre si opiniâtrément un système de contagion qui n'est plus en harmonie avec les connaissances médicales actuelles? Les anciens ont pu ne pas concevoir l'action épidémique et croire plus facilement à la contagion; mais, comme le dit Fontenelle: « Dès qu'une chose peut être de deux façons, elle « est ordinairement de celle qui semble la plus contraire « aux apparences. » Aujourd'hui les sources connues des épidémies ne sont-elles pas assez nombreuses, et faut-il que je rappelle à M. Pariset que les miasmes capables de les produire peuvent provenir 1°. de leur formation spontanée dans l'air; 2°. de la décomposition de sub-

---

[1] *A Treatise on Fever.* London, 1830, p. 367.

stances animales et végétales dans les terrains chauds et humides; 3°. de divers foyers d'infection autour des villes; 4°. de l'encombrement excessif des habitants, surtout en état de maladie et de misère; et ne sait-il pas que ces diverses causes sont toujours prêtes à agir sur l'homme peu avancé en civilisation et dans les localités mal assainies? Que de recherches importantes à faire, sur le théâtre des grandes épidémies, pour connaître les circonstances capables de produire ces miasmes délétères qui se mêlent à l'air, se respirent sans être aperçus et donnent lieu ainsi au développement de diverses affections plus ou moins graves, soit par inoculation, soit par une sorte d'empoisonnement! car il est bien probable que ce sont des miasmes de même nature qui produisent des affections semblables.

Comment se forment spontanément dans l'air ces combinaisons gazeuses, quelquefois invisibles, d'autres fois sous forme de brouillards épais et fétides, qui ont donné lieu à diverses affections catarrhales des yeux ou de la gorge; affections souvent assez graves pour constituer des épidémies auxquelles on a donné les noms les plus bizarres (cocotes, grippes, etc.); et d'autres fois ont produit des fièvres de mauvais caractère, comme le brouillard infect qui se répandit en 1754 sur une partie de la ville de Rouen et produisit un typhus grave, qui fut regardé comme une sorte de peste, et qui cependant ne se communiqua point dans les parties de la ville où ce brouillard ne s'était point montré. [1]

Quelles sont les conditions nécessaires pour le dégagement de ces miasmes délétères qui s'élèvent des terrains marécageux et déterminent l'invasion des fièvres intermittentes, de diverses fièvres rémittentes ou con-

---

[1] *Voy.* l'article *Typhus du Dictionnaire de Médecine*, tome XXIe.

tinues et de la fièvre jaune, quelquefois dans un espace assez étendu? Si ces maladies sont produites par des miasmes provenant de la décomposition de substances animales et végétales, n'est-il pas probable que ces miasmes sont le résultat d'un état de souffrance, de maladie prolongée et d'une mort lente des animaux et plantes grasses qui abondent dans les marécages à l'époque des chaleurs? Cet état de dépérissement prolongé pourrait être favorisé par des pluies légères ou des rosées abondantes avec de fortes chaleurs. N'observe-t-on pas aussi que ce sont les mêmes vents qui précèdent l'apparition des mêmes épidémies et qui apportent ainsi des mêmes lieux ces vapeurs morbides au moment de leur formation? Je suis fortement porté à croire que les miasmes que dégagent les êtres vivants à l'état de souffrance et de maladie sont beaucoup plus dangereux que ceux qui résultent de leur décomposition après la mort. La retraite du Nil, dans le Delta, pourrait présenter des observations aussi curieuses qu'importantes dans ce genre de recherches, pour un esprit moins préoccupé de contagion.

Pourquoi la peste est-elle en général plus circonscrite que la fièvre jaune? est-ce qu'en effet elle serait plus spécialement produite par les foyers d'infection qui se trouvent dans le voisinage des lieux habités, avec certaines circonstances de misère et d'insalubrité? M. Pariset, dans sa correspondance [1], nous dit que la peste se montre sous toutes les formes, depuis une *simple céphalalgie* jusqu'à l'épidémie la plus grave. Il faut s'entendre cependant; on sait bien que, dans les grandes épidémies, la maladie dominante imprime son cachet sur toutes les autres affections sporadiques; mais ce serait trop tom-

[1] Lettre de M. Pariset, lue à l'Académie royale de Médecine, dans sa séance du 6 avril.

ber dans le vague que de dire qu'un homme a eu la peste parce qu'il a été pris d'un simple mal de tête pendant que la maladie régnait. En Europe on regarde la peste comme un typhus grave, dont la marche est plus ou moins rapide, et qui est fréquemment accompagné de bubons, d'anthrax, etc. Mais existe-t-il encore une autre espèce de peste sans fièvre, caractérisée par des taches charbonneuses et ayant quelque analogie avec la pustule maligne? Ce point serait important à éclaircir.

Si M. Pariset avait *vu* par lui-même un seul exemple d'inoculation avec le pus d'un bubon de pestiféré, et s'il eût décrit exactement la série d'accidents qui en seraient résultés, cela aurait été beaucoup plus utile à la science que « les vingt-cinq épreuves de bon compte » qu'il s'est laissé raconter sans aucun détail. M. Pariset aurait pu se rappeler à cette occasion que le baron Desgenettes, à Saint-Jean-d'Acre [1], et le docteur Valli, à Constantinople [2], avaient eu le courage de s'inoculer le pus des bubons. Ces médecins eurent le soin de décrire, heure par heure et jour par jour, tout ce qui leur survint; ils éprouvèrent en effet quelques accidents que l'expérimentateur de M. Pariset aurait probablement regardés comme pestilentiels; mais les docteurs Desgenettes et Valli restèrent convaincus qu'ils n'eurent pas la peste; ce dernier cependant fut attaqué de cette maladie peu de temps après son expérience; l'action épidémique parut agir alors plus puissamment sur lui que n'avait fait le pus même d'un bubon. Mais que de questions importantes soulève M. Pariset sans en éclairer aucune! S'il est vrai qu'il ne résulte pas d'accidents graves de l'insertion sous l'épiderme du pus des bubons,

---

[1] *Voy.* son *Hist. méd. de l'armée d'Orient.* (Seconde édition, p. 87.)

[2] *Hist. méd. des Maladies épid.* par Ozanam. tome v, page 66.

il est bien probable qu'il n'en serait pas de même de l'inoculation de la sanie qui découle des charbons ou anthrax qui surviennent dans le dernier degré de la peste. M. le docteur Gendrin a injecté dans le tissu cellulaire d'un chat et d'un chien le sang d'un malade, écorcheur de son métier, et affecté de *fièvre putride avec éruption de pustules gangréneuses;* ces animaux ont présenté tous les symptômes de l'adynamie et sont morts en six ou sept heures; leurs cadavres se sont promptement putréfiés [1]. Plus tard, M. le professeur Dupuy a fait des expériences analogues, à l'école vétérinaire d'Alfort; il a introduit sous la peau de plusieurs chevaux sains des parties sphacelées provenant d'angine gangréneuse et d'autres substances animales en putréfaction, et tous ces animaux sont morts en quelques jours, avec les caractères des affections gangréneuses [2]. Il est bien probable que celui qui aurait la témérité de s'inoculer la sanie du charbon de la peste périrait d'une mort prompte, par une sorte d'empoisonnement.

Enfin il reste, comme dernière cause d'une sorte d'épidémie évidemment contagieuse, celle qui résulte de l'encombrement prolongé d'individus réduits à un état plus ou moins grand de maladie, de misère et de chagrin. C'est certainement alors que l'haleine de l'homme est mortelle pour son semblable. Tel fut le fait des assises d'Oxford, telles sont les fièvres d'hôpital, de bagne, de prison, dont les causes sont si bien connues qu'on pourrait reproduire à volonté ce genre de typhus. Mais si, dans ces fièvres typhoïdes, il peut se développer des miasmes délétères capables de se répandre et de communiquer la maladie dans le voisinage des lieux encombrés, par une sorte de contagion médiate, s'ensuit-il

[1] *Recherches sur la Nature et les causes des Fièvres*. T. II, p. 150.

[2] *De l'affection tuberculeuse*, page 242.

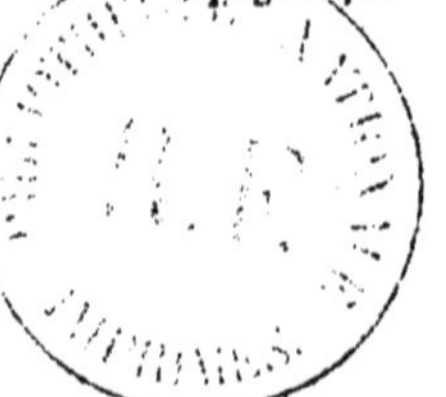

qu'il se soit formé pour cela un virus à l'état solide, susceptible de s'attacher aux objets, et de se conserver indéfiniment pour porter la maladie au loin? Voilà ce qu'a supposé M. Pariset et ce qu'il devait prouver dans son expérience de Tripoli.

Malheureusement on voit encore se développer chaque année, en Europe, des fièvres de mauvais caractère souvent très meurtrières. Elles paraissent simples dans le principe, puis on les voit s'étendre et devenir épidémiques; et quand elles sévissent sur une population dénuée de secours, elles semblent prendre alors un caractère contagieux. Cependant ces épidémies deviennent plus rares et moins meurtrières dans les pays où la civilisation vient augmenter la richesse et l'aisance, et faire disparaître les causes d'insalubrité. Mais l'on conçoit qu'elles doivent encore rester permanentes en Orient, où la servitude, l'incurie et le fatalisme entretiennent la misère et toutes ses conséquences. Aussi Malthus pense-t-il que dans ce pays, où l'agriculture est stationnaire tandis que la reproduction de l'espèce va toujours croissant, c'est la peste qui maintient la population au niveau des subsistances.

Il faut bien encore aller en Orient si l'on veut observer la peste et rechercher les causes qui la développent si souvent dans ce pays; mais j'avoue que pour m'éclairer sur l'étiologie de cette maladie, je n'aurais pas une grande confiance dans les récits des Turcs et des Arabes; je ne les crois pas plus instruits que ne l'étaient nos pères à l'époque où ils croyaient aux sorciers et condamnaient très sérieusement au feu de pauvres fanatiques. Mais sans remonter si haut, et presque de nos jours, ne croyait-on pas à la contagion de la phthisie, et n'a-t-on pas ordonné de détruire après la mort tout ce qui avait appartenu aux malades? Cette opinion régnait aussi en

Espagne, *depuis les colonnes d'Hercule* jusqu'à la Bidassoa. L'expérience a fait justice de toutes ces erreurs, et l'on ne brûle plus ni gens ni effets.

En 1793, lorsque la fièvre jaune régnait à Philadelphie, tout le monde croyait à la contagion, tandis qu'aujourd'hui on n'y rencontre presque plus de contagionistes ; aussi se conduit-on aux États-Unis conformément à la persuasion que cette maladie n'est qu'épidémique, et l'on invite les habitants à quitter les lieux où se déclare la fièvre jaune, sans craindre qu'ils aillent propager la maladie dans leur émigration.

Probablement on ne verra plus employer les mesures funestes qui sont une conséquence du système de contagion par un virus importé; on ne verra plus établir des cordons de troupes pour empêcher les habitants de fuir un lieu empesté. Il est facile de prévoir les malheurs qui doivent résulter d'une semblable mesure, et cependant elle est une conséquence nécessaire du système de contagion que veut faire prévaloir M. Pariset. En effet, quand une épidémie a produit, dans une grande ville, autant de ravages que dans Barcelone, il ne devrait pas y avoir d'autre moyen propre à se mettre à l'abri de toute récidive que celui de mettre le feu à la ville pour ne pas laisser subsister un atôme de ce prétendu virus qui suffirait pour renouveler la maladie. Cependant on n'a pas eu le temps d'assainir complétement cette ville d'après un tel principe; la population est rentrée en foule quand la maladie a paru cesser ses ravages, et il n'est rien arrivé depuis, malgré les fâcheuses prédictions de M. Pariset, qui disait *que la maladie s'était rendue maîtresse de la malheureuse Espagne et qu'elle n'en sortirait plus*.

D'après toutes ces réflexions, M. Pariset doit sentir combien il était important de procéder d'une manière rigoureuse dans ses essais de Tripoli ; on aura beaucoup à regretter qu'il ait été retenu par la crainte du danger qui semble le poursuivre incessamment, car dans ses lettres de janvier 1830 il dit encore[1] : « Où serai-je le 21 ? « où serai-je le 25 ? Tristes jours pour le genre humain « et pour moi ! Hélas, mort ! mort ! ma pensée habituelle. » Heureusement qu'à l'époque de ses épreuves à Tripoli, M. Pariset n'avait pas connaissance des expériences que faisait à Paris son collègue et ami M. le docteur Bousquet, et qu'il ne savait pas que le chlorure de soude n'a aucune action sur le virus vaccinal, bien moins terrible que celui de la peste. Il est certainement fort heureux que la lettre de M. le docteur Bousquet ne soit pas venue le surprendre dans ses vêtements de pestiféré ; il aurait pu se croire revêtu de la robe de Déjanire, et on a peine à calculer le mal qu'aurait produit une semblable nouvelle sur l'imagination ardente de l'expérimentateur.

Quoi qu'il en soit, il me semble qu'il résulte de l'expérience de Paris et de celle de Tripoli, que les vêtements soumis à la désinfection ne recélaient point le virus de la peste, car s'ils en avaient contenu, ils n'auraient probablement pas pu être détruits par le chlorure de soude, qui n'a pas la propriété d'empêcher le virus vaccin de communiquer la maladie, quoique mélangé à partie égale avec ce virus.

Les objections faites à M. Pariset, dans le lieu même de ses recherches, doivent lui faire sentir l'inconvénient qui résulte d'expériences incomplètes ; elles ne contentent personne. Les non-contagionistes disent que l'expérience de désinfection faite à Tripoli est insignifiante, parce qu'il fallait d'abord prouver que les vêtements contenaient un virus avant de dire que le chlorure avait la propriété

---

[1] *Moniteur* du 24 avril 1830.

de le détruire ; et les contagionistes du pays (*voy.* le *Courrier de Smyrne* du 22 novembre 1829) soutiennent que les chlorures ont été inutiles dans ces expériences et que le lavage à l'eau pure suffit toujours pour assainir les objets infectés. En effet, il aurait fallu, après avoir nettoyé les vêtements à l'eau pure, prouver par expérience qu'ils pouvaient encore communiquer la maladie, et justifier ainsi la nécessité de leur faire subir l'action des chlorures pour une désinfection complète. Le même journal regrette que M. Pariset, en annonçant que, par la vertu des chlorures, on n'a rien à redouter de la peste, ne dise pas comment on doit se servir de ce moyen pour être à l'abri de la contagion au milieu de l'épidémie et en touchant les malades; mais cela était probablement difficile à expliquer.

Enfin le *Courrier de Smyrne* fait observer à M. Pariset que les inhumations ne peuvent donner lieu à aucun accident en Égypte, attendu que les cimetières sont placés hors des villes, qu'ils sont ombragés d'arbres et entretenus avec autant de soin que ceux d'Europe.

Les journaux français [1] annoncent que M. Pariset poursuit ses recherches dans le Delta, et qu'il veut s'assurer si la peste est importée ou endémique dans ce canton, afin de savoir s'il convient d'établir des lazarets ou bien d'avoir recours aux chlorures pour assainir les villages de cette contrée. L'esquisse rapide que M. Pariset nous fait de ce pays, avec le rare talent qui lui est propre, rend la question peu difficile à résoudre.

« Dans le Delta, dit-il, plaines magnifiques, riantes « de culture, d'abondance, de variété; lin, blé, trèfle, « coton, lupin, orge, canne à sucre, indigo, etc.; beau « ciel, vent frais et pur du nord, l'aspect de paradis. »

---

[1] *Voy.* le *Moniteur* des 24 mars et 24 mai 1830.

Mais dans ce paradis, « villages affreux, ruines, saleté, « fumier, pourriture, charogne, eaux stagnantes par « flaques, rousses, vertes, noires, etc. » Il ne manquait à ce dernier tableau qu'une description de la vie privée de ces êtres dégradés, de ces esclaves arabes qui végètent dans de mauvaises huttes au milieu d'un semblable cloaque, pour rendre palpables les causes qui ont pu engendrer et qui continuent à perpétuer la peste.

Si cette maladie n'a guère plus de douze cents ans d'âge en Égypte, comme le pense M. Pariset, ce ne serait pas au changement apporté dans le mode d'inhumation qu'il faudrait attribuer son apparition, mais bien à l'invasion des Turcs, qui vinrent à cette époque planter leur étendard sur les bords de la mer Noire et de la Méditerranée pour y organiser la servitude et le fatalisme. Après avoir montré d'une manière aussi évidente les causes de la peste, vouloir faire croire que cette maladie provient de ce qu'on a cessé d'embaumer les morts en Égypte, et proposer sérieusement des baquets de chlorure de soude pour désinfecter les villages du Delta, sont des idées aussi par trop bizarres ou romantiques. Pour assainir un territoire aussi infect que celui dépeint par M. Pariset, il ne faudrait rien moins que le moyen dont se servit Hercule pour nettoyer les écuries d'Augias, il faudrait canaliser les branches du Nil de manière à n'avoir plus d'eaux stagnantes.

Si les Français conduits en Égypte, au temps de nos conquêtes, avaient pu s'y établir et acclimater sur cette terre fertile toutes les sources de richesses qu'ils y avaient portées, il n'y a pas de doute que la peste aurait déjà disparu de ce pays. L'Égypte ne redeviendra un paradis que quand une circonstance heureuse y portera une libre industrie avec beaucoup de lumières, de richesse, et la *puissance* de faire le bien; espérons que les potentats qui, depuis si long-temps, semblent mettre leur gloire à ravager la terre, finiront par s'entendre pour la rendre prospère.

Quoique M. Pariset pense qu'il pourrait bien avoir eu la peste en Égypte, comme il s'imagina être pris de la fièvre jaune à Barcelone [1], ses nombreux amis ne s'empresseront pas moins de lui donner la main à son retour, sans crainte de contagion, et seront charmés de le voir revenir sain et sauf de toutes ses courses aventureuses. Toutefois on aura lieu de regretter que l'expédition médicale d'Égypte, qui aura coûté beaucoup d'argent, et qui aurait pu être si utile par le seul fait d'une expérience importante, exécutée d'une manière rigoureuse, ne nous promette pour résultat qu'un joli roman scientifique.

---

[1] « Mais il en fut quitte pour la peur, » dit M. Audouard (*Relation de la Fièvre jaune de Barcelone*, Avant-Propos, p. XXIX.)

www.ingramcontent.com/pod-product-compliance
Ingram Content Group UK Ltd.
Pitfield, Milton Keynes, MK11 3LW, UK
UKHW020231180726
13838UKWH00005B/2318